AF582395

APPAREIL BOCHKOLTZ

(RÉGÉNÉRATEUR DE FORCE)

NOTES ET EXPÉRIENCES

PARIS. — IMPRIMERIE CUSSET ET Cᵉ, 26, RUE RACINE.

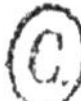

APPAREIL BOCHKOLTZ

(RÉGÉNÉRATEUR DE FORCE)

APPLICATION FAITE A LA MACHINE D'ÉPUISEMENT

ÉTABLIE

PAR MM. L. A. QUILLACQ ET CIE,

CONSTRUCTEURS A ANZIN,

SUR LA FOSSE N° 4 DU NORD DE CHARLEROI.

NOTES ET EXPÉRIENCES

PAR

M. A. PERNOLET,

ANCIEN ÉLÈVE DE L'ÉCOLE DES MINES DE PARIS.

PARIS

DUNOD, ÉDITEUR,

LIBRAIRE DES CORPS DES PONTS ET CHAUSSÉES ET DES MINES,

Quai des Augustins, 49.

1872

APPAREIL BOCHKOLTZ

(RÉGÉNÉRATEUR DE FORCE)

NOTES ET EXPÉRIENCES

I.— Considérations générales sur les machines d'épuisement. — Influence des clapets de pompe sur le rendement de ces machines. — Moyen d'améliorer les conditions actuelles de leur marche.

Déperdition de travail moteur inévitable dans les machines d'épuisement actuelles. — Les machines d'épuisement les plus répandues dans les mines sont des machines à simple effet, dans lesquelles la vapeur soulève une maîtresse-tige à laquelle sont attelées des pompes en nombre variable. Ces pompes sont ou aspirantes et foulantes, ou aspirantes et soulevantes.

Mais, le plus généralement et pour des raisons qui sont familières à tous les ingénieurs des mines, les pompes des grands épuisements sont des pompes foulantes, à piston plongeur, échelonnées sur toute la hauteur du puits de manière à n'avoir chacune d'elles qu'un refoulement de 75 à 90 mètres au plus; la dernière pompe seule est aspirante et soulevante.

Dans ces conditions, qui se trouvent réalisées par les machines du Cornouailles, — les plus parfaites du genre, — on donne à la maîtresse-tige un poids au moins suffisant pour qu'une fois soulevée par la vapeur et abandonnée à elle-même, elle puisse, par son seul poids, déterminer le refoulement de l'eau dans toute la série des pompes foulantes.

Le poids de la maîtresse-tige est donc l'élément le plus important à considérer dans ces machines ; c'est lui qui caractérise leur puissance ; c'est lui qui devant être soulevé par la machine, à chaque levée, de toute la course des pompes, détermine la force motrice et par conséquent la dépense de vapeur nécessaire à la marche de la machine.

Or, dans toutes les machines ordinaires, ce poids est, *toujours* et *nécessairement*, supérieur au poids qui, par sa descente, suffirait à la production du travail mécanique réellement employé pour élever l'eau. *Il y a donc, dans toutes les machines d'épuisement actuelles, une déperdition notable de travail moteur due à un excès de poids de la maîtresse tige.* Cette déperdition est telle que le *rendement* des machines d'épuisement, c'est-à-dire le rapport du travail utile réalisé (mesuré par le poids de l'eau réellement élevé de la hauteur de l'épuisement), au travail produit par la vapeur pendant un temps donné, ne dépasse guère 60 à 65 p. 100 pour les meilleures machines.

Les deux tiers de cette perte d'effet utile sont, comme je vais le montrer, dus à l'excès de poids des tiges.

Cause principale de cette déperdition. — Cet excès de poids de la maîtresse-tige, qui représente couramment 20 à 30 p. 100 du poids de l'eau refoulée, est nécessaire, au commencement de la course descendante, pour déterminer l'ouverture des clapets. En effet, quelle que soit la forme du clapet employé, il faut, pour déterminer son ouverture, lorsqu'il est chargé d'une certaine hauteur d'eau sur sa face supérieure, produire au-dessous de lui une pression supérieure à la pression totale qui l'applique sur son siége. Or, la pression qui le maintient sur son siége, c'est le poids d'une colonne d'eau ayant pour hauteur la hauteur du refoulement augmentée de $10^{m},330$, — hauteur d'eau représentant l'influence de l'atmosphère, — et pour base la surface supérieure du clapet, plus le poids propre de celui-ci ; tandis que la pression qui tend à soulever le clapet, c'est la pression exercée par l'eau contenue dans le corps de pompe, sous l'action de la maîtresse-tige, ***sur une surface qui est nécessairement plus petite que la surface supérieure du clapet, de tout le recouvrement.*** De cette inégalité des deux surfaces, il résulte que : pour qu'il y ait équilibre, et à plus forte raison prédominance de la pression inférieure sur la pression supérieure, il faut que la première pression surpasse la seconde d'une quantité inversement proportionnelle aux deux surfaces inférieure et supérieure du clapet.

Force nécessaire à l'ouverture des clapets. — Le rapport de ces deux surfaces n'est pas toujours le même : il varie avec la disposition des clapets et les habitudes des constructeurs. Le plus généralement il est compris entre 1 : 1,25 et 1 : 1,50. Dans la machine si soignée du Grand-Hornu, — dont la description détaillée se trouve dans le portefeuille de John Cokerill, — il est de 1 à 1,39 ; et dans les soupapes à double siége comme celles qu'on a adoptées pour la machine du Bleiberg décrite dans le même portefeuille de John Cokerill, il est de 1 à 1,80.

On voit donc que : *par le fait seul du mode de construction des clapets, l'excès de pression à développer en dessous d'eux pour déterminer leur ouverture, pourrait représenter 25 à 80 p. 100 du poids de la colonne d'eau refoulée.* Mais pratiquement ce rapport se trouve réduit très-notablement par suite de l'application incomplète des clapets sur leur siége et de l'arrondi des angles tant des clapets que du siége.

En fait, cet excès de pression — mesuré au moyen de diagrammes pris avec un indicateur de Watt établi sur la chapelle des pompes au-dessous du clapet de refoulement et au-dessus du clapet d'aspiration, — représente 20 à 50 p. 100 de la pression moyenne due à la hauteur d'eau refoulée, pression qui s'établit immédiatement après l'ouverture des clapets.

Diagrammes de pompes foulantes permettant de mesurer l'excès de pression nécessaire à l'ouverture des clapets. — Le premier diagramme de pompes qui ait été pris pour constater cette augmentation momentanée de la pression, l'a été par M. Kraft, l'ingénieur directeur des ateliers de construction de la Société Cokerill, à Seraing, dont l'attention avait été attirée sur ce point par la note que M. Bochkoltz avait publiée dans la *Revue universelle des mines* sur son « Régénérateur de Force » en 1868.

Le diagramme qu'il obtint, et que malheureusement je n'ai pas pu me procurer, était de la forme indiquée par la *fig.* 1 de la Pl. V, — forme dont il importe de se rendre minutieusement compte ; pour cela analysons ce qui se passe pendant une excursion double :

1° Dès que le piston à vapeur et par conséquent le piston plongeur du jeu considéré (si, pour plus de simplicité, nous supposons une machine à traction directe), est arrivé au haut de sa course, le clapet d'aspiration se ferme, il y a temps d'arrêt et la pression de l'eau dans la chapelle qui était mesurée par — h' pendant l'aspiration, devient égale à la pression atmosphérique.

2° La soupape d'équilibre s'ouvre, et, par suite de la communication établie ainsi entre les deux faces du piston, la vapeur abandonne de plus en plus à elle-même la maîtresse-tige, qui, sans descendre, pèse de plus en plus sur l'eau du corps de pompe. Le crayon de l'indicateur monte de plus en plus sous l'influence de cette pression croissante, qui, à son maximum, est mesurée par $+ h$.

3° Quand la pression exercée par la maîtresse-tige est devenue suffisante pour équilibrer la pression agissant sur le clapet de refoulement, celui-ci s'ouvre et la pression indiquée par le diagramme tombe immédiatement de $+ h$ à $+ h_1$, qui mesure exactement la pression due à la hauteur réelle de la colonne de refoulement.

4° A cet instant, la maîtresse-tige commence à descendre,

et le piston refoule l'eau dont la pression croît avec la hauteur dont s'élève son niveau dans la colonne montante. A la fin de la course, cette pression est mesurée par $+ h_2 > + h_1$.

5° Il y a temps d'arrêt. Le clapet de refoulement se ferme et la pression de l'eau dans la chapelle tombe de $+ h_2$ à la pression atmosphérique.

6° La soupape d'admission s'ouvre, et la maîtresse-tige étant déchargée par l'action de la vapeur agissant sous le piston, de tout le poids qui fait équilibre à la pression atmosphérique diminuée de la hauteur de la colonne d'aspiration, le crayon de l'indicateur descend de $- h'_1$.

7° La vapeur continuant à affluer, la pression exercée par la maîtresse-tige continue à diminuer, et finit par devenir inférieure à la pression atmosphérique diminuée de la hauteur d'aspiration, d'une quantité suffisante pour que celle-ci soulève le clapet d'aspiration. A cet instant, la pression de l'eau est mesurée par $- h'_2$.

8° L'aspiration une fois commencée, la maîtresse-tige monte et la pression négative, — qui avait dû croître jusqu'à $- h'_2$ pour arracher le clapet de dessus son siége, — retombe à $- h'_1$ et décroit jusqu'à devenir $- h'$, c'est-à-dire égale à la pression exercée par l'atmosphère diminuée de la hauteur de la colonne d'aspiration qui croît du commencement à la fin de l'ascension. En réalité, le diagramme donne $- h' = - h'_1$ parce que l'indicateur, au lieu de suivre le mouvement ascendant du piston, reste toujours à la même hauteur au-dessus du niveau de l'eau, ce qui produit le même effet que si la hauteur de la colonne d'aspiration restait constante.

9° L'aspiration achevée, il y a temps d'arrêt, le clapet d'aspiration se ferme, et la pression de l'eau dans la chapelle remonte de $- h'$ à la pression atmosphérique.

L'excès de pression à produire pour ouvrir les clapets est mesuré par $h - h_m$ ou $- [h'_2 - h'_m]$, h_m et h'_m étant la pression moyenne au-dessus ou au-dessous de l'atmosphère calculée d'après le diagramme en se servant de la formule de Thomas Simpson.

Dans le cas considéré par M. Kraft, le rapport de $h : h_m$ a été trouvé égal à 1.222 : 1. C'est-à-dire que, dans ce cas, l'excès de poids que la tige devait avoir par rapport au poids des colonnes d'eau refoulées représentait 22 p. 100 de ce poids.

Un diagramme pris sur la pompe foulante n° 5 du puits Kubeck à Kladno (Bohême), — diagramme que je reproduis [*fig.* 2 de la Pl. V], — a donné pour ce rapport : 1.207 : 1.

Le diagramme représenté par la *fig.* 3 de la Pl. V, — pris sur la même pompe foulante n° 5 du même puits, — un jour que le clapet gripait, montre quel excès de résistance peut créér à la levée du clapet tout désordre de cet organe si délicat des pompes. Je donne ce diagramme, bien que tout à fait accidentel, parce qu'il met en évidence d'une manière exagérée, mais frappante, l'importance du phénomène signalé par M. Bochkoltz.

Conséquences pratiques de l'excès de poids des tiges. — Ainsi donc, les considérations précédentes sur lesquelles M. Bochkoltz a, le premier, appelé l'attention, montrent d'une manière incontestable que, comme la descente des pistons de pompe n'a lieu que sous l'influence du poids de la maîtresse tige, l'excès de pression nécessaire à l'ouverture des clapets de pompes foulantes et de pompes soulevantes (*), ne peut être produit que par un excès de poids

(*) Je réunis ici les clapets de soulevantes aux clapets de foulantes, parce que les mêmes effets se reproduisent identiquement dans les deux espèces de pompes. Si, en effet, on considère un piston de soulevante au moment où il va descendre, on voit que, pour déterminer l'ouverture des clapets qu'il porte, il faut produire sur l'eau qui est au-dessous de lui une augmentation de pression telle qu'elle soit dans le rapport inverse des surfaces inférieure et supérieure du clapet.

Pour les clapets d'aspirantes, le phénomène est analogue, mais de celui-ci qui représente environ le quart du poids d'eau à refouler ou à soulever. On voit d'ailleurs que cet excès de poids n'est nécessaire qu'au commencement de la course, pendant les quelques instants qui précèdent la descente, pour déterminer la mise en marche. Or, comme, avec les dispositions actuellement usitées, cet excès de poids doit être donné d'une manière permanente à la maîtresse-tige qui le conserve forcément, même après que son rôle a cessé d'être utile, sans qu'on puisse l'équilibrer par les balanciers ordinaires ou leur équivalent, il en résulte que, pendant la levée des tiges, on est dans l'obligation de développer en pure perte un excès de travail moteur et que, pendant la descente, lorsque ayant rempli son rôle d'un instant, cet excès de poids est devenu libre, il donne lieu à une accélération dangereuse de tout l'attirail, accélération qu'il faut détruire au moyen d'une résistance spéciale à créer afin d'éviter les chocs désastreux qu'elle entraînerait.

Moyens employés pour atténuer les inconvénients résultant de l'excès de poids des tiges. — Dans les machines ordinaires, cette résistance s'obtient en n'ouvrant qu'incomplétement la soupape d'équilibre, de manière à maintenir au-dessous du piston descendant une pression supérieure à celle de la vapeur sur son autre face. Mais on ne détruit

---

il n'exige pour se produire aucune augmentation dans le poids de la maîtresse-tige. En effet, pour que les clapets d'aspiration s'ouvrent, il faut diminuer la pression au-dessus d'eux jusqu'à ce que le rapport des deux pressions, supérieure et inférieure, soit l'inverse de celui des deux surfaces du clapet. Il faut, pour cela, développer une force d'aspiration plus grande que celle qui correspond à la hauteur d'aspiration ; mais comme cette force est produite directement par le moteur, à la levée des tiges, il n'y a aucune difficulté à faire agir la vapeur au commencement de la levée, et pendant un temps très-court, à une pression un peu plus grande que la pression nécessaire pour produire l'aspiration, et à la laisser détendre ensuite. Ces derniers clapets ne donnent donc pas lieu à des pertes de travail moteur comme les clapets de refoulement et de soulèvement.

ainsi qu'une partie du travail produit par la descente de cet excès de poids; et pour utiliser ce qu'il en reste à la fin de la course descendante, en même temps que pour éviter tout choc, on ferme, avant la fin de la course, la soupape d'équilibre, de manière à enfermer dans le cylindre et dans l'espace nuisible un certain volume de vapeur qui se comprime jusqu'à atteindre, à la fin de la course, la pression moyenne que présentait la vapeur pendant la levée de la maîtresse tige.

Toutefois, il faut remarquer que la quantité de travail résistant qui peut être produite par cette compression, est rigoureusement limitée : en effet, la maîtresse-tige ne doit pas se remettre en mouvement en sens inverse immédiatement après qu'elle a achevé sa descente ; il faut laisser, après la descente, un temps d'arrêt suffisamment prolongé pour que la fermeture des clapets se fasse nettement et sans choc : dès lors la tension finale de la vapeur comprimée ne doit pas dépasser, ni même atteindre, celle qui, agissant sous le piston, serait suffisante pour le faire remonter. La force du *ressort de choc* que l'on crée par cette compression, étant ainsi limitée, on voit que la vitesse de descente de la maîtresse-tige, dont il doit absorber toute la puissance vive, ne peut, à aucune condition, dépasser une certaine limite au moment où la compression de la vapeur doit commencer. C'est pour cela que, dans les machines d'épuisement, on n'admet jamais de vitesses de descente supérieures à $0^{h},400$ et $0^{h},500$ au plus.

Mauvaises conditions de marche des machines ordinaires. — En résumé, donc, dans les machines d'épuisement ordinaires, on a des maîtresses-tiges dont le poids, non équilibré, dépasse le poids nécessaire de 20 à 50 p. 100, et cet excès de poids a deux inconvénients principaux :

En premier lieu il exige, pour être soulevé pendant la montée des tiges, une dépense de vapeur qui lui est proportionnelle. Il augmente donc, en pure perte, la consommation de combustible, qui est la grosse dépense des grands épuisements.

En second lieu, l'accélération que produit cet excès de poids pendant la descente, oblige à maintenir dans des limites très-étroites la vitesse de descente pour rester maître d'arrêter les tiges sans choc à la fin de leur course. Cette obligation est d'autant plus stricte que la force résistante qui limite et la vitesse et la course, n'est réglée que par la soupape d'équilibre, dont le moindre dérangement dans l'appareil de distribution peut, par une simple augmentation d'ouverture ou par un retard dans la fermeture, amener des chocs désastreux pour la machine et tout l'attirail. Cette condition de vitesse réduite est très-préjudiciable parce que le temps d'arrêt devant être au minimum de 1 à 2″ à l'extrémité de chaque course, et la vitesse d'ascension des tiges étant limitée elle-même à $1^{m},600$ au plus (vitesse moyenne), le nombre de levées par minute, et par conséquent la puissance d'une machine donnée, se trouve atteindre très-rapidement une limite qu'elle ne peut dépasser, et alors, pour une quantité donnée d'eau à épuiser, on est dans la nécessité d'établir une machine plus importante, et par conséquent plus coûteuse qu'elle ne le serait si l'on avait quelque moyen d'augmenter son rendement et sa vitesse.

Moyen d'augmenter le rendement et la puissance des machines d'épuisement. — Si donc on parvenait à remplacer cet excès de poids des tiges (excès nécessaire au départ et seulement pour les premiers instants de la course, mais nuisible pendant tout le reste), par un appareil indépendant de la machine, mais subordonné à la force motrice, et disposé de manière à restituer périodiquement, et à l'instant voulu, à la maîtresse-tige l'excès de poids nécessaire pour le fonctionnement des clapets, on arriverait :

1° A n'avoir plus besoin de développer, comme travail moteur que le travail nécessaire pour élever une maîtresse-tige dont le poids pourrait être rigoureusement égal au poids moyen des colonnes d'eau refoulées, augmenté du poids nécessaire pour vaincre toutes les résistances passives des pompes et de la machine pendant la descente; ce qui ferait monter le rendement des machines de 70 à 90 et 92 pour 100, puisque nous avons vu que l'on perdait actuellement plus de 20 pour 100 du fait seul des clapêts.

2° A pouvoir augmenter très-notablement la vitesse de marche des machines, particulièrement à la descente, ce qui augmenterait d'autant leur puissance sans diminuer la sécurité, puisqu'on n'aurait plus à craindre l'accélération croissante de l'attirail pendant la descente.

C'est précisément là le but que s'est proposé M. Bochkoltz, en imaginant l'appareil qu'il a appelé le *régénérateur de force*. Ce but, il l'a atteint complétement; c'est pourquoi j'ai cru utile de faire connaître ici en détail la disposition théorique de l'appareil, et l'application que M. L. A. Quillacq, constructeur à Anzin, en a faite avec un plein succès à la belle machine d'épuisement qu'il a établie à la fosse n° 4 du charbonnage du nord de Charleroi.

II. — Régénérateur Bochkoltz. — Description. — Avantages.

Pour atteindre le but que j'ai indiqué ci-dessus, M. Bochkoltz, a imaginé deux appareils entièrement différents quant à la disposition :

L'un, le plus facilement applicable à des machines déjà installées, repose sur la parfaite compressibilité de l'air et sur la loi de Mariotte. *C'est l'appareil à air comprimé.*

L'autre, le meilleur au point de vue de la simplicité de construction et de la facilité d'entretien, celui, par conséquent, qu'il semble préférable d'adopter dans le cas d'une machine nouvelle à installer, est une espèce de pendule qu'on établit perpendiculairement au balancier-contrepoids, de manière à annuler dans certaines positions et augmenter dans d'autres l'action du contre-poids. C'est *l'appareil à poids oscillant.*

Appareil à air comprimé. — Dans un cylindre bien alésé (voir la *fig.* 4 de la Pl. V), se meut un piston muni d'une garniture convenable, dont la tige est reliée directement ou indirectement à la maîtresse-tige, de manière à suivre tous ses mouvements. Au-dessus et au-dessous de ce piston, ainsi que dans les deux réservoirs A et B établis latéralement au cylindre et communiquant avec lui, se trouve de l'air atmosphérique. Ces deux réservoirs sont pourvus chacun de deux robinets, dont l'un, à entonnoir, sert à introduire un liquide quelconque, qui permet de régler exactement la capacité intérieure du réservoir, tandis que l'autre permet de mettre en communication avec l'atmosphère l'intérieur du réservoir, et, par suite, la partie du cylindre qui communique avec lui. Les volumes d'air sont réglés de telle façon que, lorsque le piston est au bas de sa course, le volume d'air compris au-dessous de lui soit rigoureusement égal à celui qui est au-dessus de lui quand il est au haut de sa course.

Si alors le piston est soulevé par la maîtresse-tige, de sa position initiale ef, jusqu'à sa position finale $e'f'$, l'air compris au-dessus de lui est comprimé depuis la tension initiale qui était celle de l'atmosphère, jusqu'à une certaine tension t, donnée par la loi de Mariotte, l'air compris audessus de lui reste à la pression de l'atmosphère avec laquelle on a soin de le laisser en communication pendant cette première course. A cet instant on ferme le robinet, et l'appareil se trouve réglé.

En vertu de la différence de tension de l'air au-dessus et au-dessous du piston dans sa position extrême, celui-ci exerce sur la maîtresse-tige une certaine pression de haut en bas qui constitue la force supplémentaire nécessaire à l'ouverture des clapets de refoulement des pompes.

Lorsque cette ouverture est opérée, le piston à air redescend avec la maîtresse-tige, et comprime l'air qui se trouve au-dessous : mais, par suite de la symétrie des volumes, le travail total produit par l'air supérieur au piston en se détendant, est exactement égal au travail absorbé par la compression de l'air inférieur. Par contre, ainsi qu'on peut le voir sur le diagramme que j'ai figuré à côté du cylindre à air (*fig.* 5 de la Pl. V), pour montrer à tout instant la variation des pressions au-dessus et au-dessous du piston, le travail produit par la détente jusqu'à un point intermédiaire, avant le milieu de la course, laisse, par rapport au travail absorbé par la compression, un certain excès qui accélère en conséquence la vitesse pendant la première moitié de la course; il s'annule au milieu de la course, et c'est le travail résistant de la compression qui, prenant le dessus à partir de cet instant, et croissant jusqu'à la fin de la course, réduit graduellement cette vitesse pour la ramener finalement à zéro.

A la levée des tiges, la force supplémentaire, produite par la détente de l'air inférieur au piston, est dirigée de bas en haut, et sert alors à déterminer l'ouverture des clapets d'aspiration, puis elle augmente d'abord la vitesse de levée pour la ralentir ensuite graduellement.

Si, pour une raison ou pour une autre, on désirait augmenter l'effet du régénérateur, on ajouterait du liquide dans les réservoirs de manière à diminuer le volume final, et, par suite, à augmenter la tension finale de l'air qu'il contient.

Cet appareil peut s'installer directement sur la maîtresse-tige, en établissant par exemple deux cylindres à air conjugués des deux côtés de la maîtresse-tige, ou, si la machine est à balancier, en un point quelconque du balancier.

Appareil à poids oscillant. — Le balancier à contre-poids A. B (voir la *fig.* 6 de la Pl. V), balancier qui est relié à la maîtresse-tige par une bielle AM, est muni d'un troisième bras CD, établi en son milieu, en dessous et perpendiculairement à lui. Ce bras porte un poids Q, qui décrit en oscillant, des angles égaux de part et d'autre de la verticale CV, de manière à remonter toujours au même niveau dans ses positions extrêmes, et à ne fournir ni à emprunter aucun travail si l'on considère une oscillation complète.

Dans la position la plus élevée de la maîtresse tige, ce poids occupe la position D et contre-balance alors une partie correspondante du contre-poids P; il diminue donc d'autant l'allégement produit par celui-ci sur la maîtresse-tige, à laquelle il rend tout l'excès de poids nécessaire à l'ouverture des clapets de refoulement. Lorsque celle-ci est opérée, le poids Q accélère de plus en plus la descente des tiges jusqu'au milieu de leur course.

A ce point leur vitesse atteint son maximum, puis il la ralentit pendant toute la seconde moitié de l'oscillation, et la ramène à zéro après avoir absorbé par son élévation de V en D', tout le travail qu'avait produit sa descente de D en V.

Au moment où la maîtresse-tige est arrivée au point le plus bas de sa course, et où elle doit se remettre en mouvement en sens inverse, c'est-à-dire en montant, la force de traction à exercer sur elle doit vaincre le poids libre de la maîtresse-tige, plus le poids des colonnes d'eau à aspirer ou à soulever, plus les différentes résistances passives de tout l'appareil, et enfin fournir le supplément de force d'aspiration nécessaire pour provoquer le soulèvement des clapets d'aspiration. A cet instant on voit que le poids oscillant Q, ajoute son action au contre-poids P et augmente ainsi l'effort de traction. Puis, les clapets une fois ouverts, il agit de D en V pour augmenter la vitesse de montée des tiges, et de V en D' pour la ralentir et la ramener finalement à zéro, lorsqu'il est revenu à la hauteur d'où il était parti.

2

Action de l'appareil Bochkoltz sur la marche des machines d'épuisement. — En résumé, dans l'action de l'appareil Bochkoltz, on peut distinguer deux périodes bien différentes :

Dans la première, — départ d'une de ses positions extrêmes — il sert à produire sur la maîtresse-tige, dans la direction voulue, la force supplémentaire nécessaire pour la levée des clapets.

Dans la deuxième, — qui commence au moment de la levée des clapets — l'appareil augmente pendant la première moitié de l'oscillation, l'excédant du travail développé par le moteur ou la maîtresse-tige sur l'effet restant à produire sur les pompes, et par là il devient capable, pendant la seconde moitié de l'oscillation, de revenir à sa position primitive, en reprenant l'excès de travail développé, et de produire, à son tour, à l'excursion suivante, la force supplémentaire dans le sens voulu.

Si l'on ne considère l'appareil que pendant la seconde période, on voit qu'en augmentant le poids oscillant, ou, ce qui revient au même, la pression finale de l'air dans l'appareil à air, on peut augmenter la vitesse de marche, tout en étant assuré par la résistance progressive créée pendant la remonte, que l'excursion totale ne sera pas dépassée et que les tiges, par conséquent, s'arrêteront à temps. On peut donc avoir plus de vitesse avec une régularité parfaite.

Avantages pratiques du Bochkoltz. — Au point de vue pratique, on voit que l'appareil Bochkoltz procure, au moyen d'une dépense relativement très-faible, — le prix de son installation, — trois avantages industriellement très-importants :

En premier lieu, il permet de décharger la maîtresse-tige de tout le poids nécessaire à l'ouverture des clapets — ce qui se traduit par une économie de charbon proportionnelle à la réduction de poids de la maîtresse-tige, égale par conséquent à 20 o/o au moins comme nous l'avons vu précédemment.

En second lieu, il permet de donner sans danger un plus grand nombre d'impulsions par minute, — ce qui, pour une machine donnée, équivaut à une augmentation de puissance, qui peut être, dans bien des cas, de 1 à 1 et 1/2.

En troisième lieu, il régularise le mouvement, et, en limitant la course dans l'un et l'autre sens, il prévient les chocs de la maîtresse-tige et, par conséquent, les ruptures si fréquentes dans bien des épuisements; ce qui se traduit par une économie précieuse dans les frais d'entretien.

S'il s'agissait de construire une machine nouvelle d'une puissance maxima déterminée, l'application de l'appareil Bochkoltz permettrait de lui donner des dimensions bien moins considérables que celles usitées jusqu'à présent, en raison même de l'accroissement d'effet utile et de puissance que cet appareil procure. Cette réduction ne s'étendant pas seulement à la machine motrice, mais encore aux générateurs, représente une économie de premier établissement qui ne saurait être dédaignée par les exploitants.

III. — Machine d'épuisement de la fosse n° 4 du nord de Charleroi. — Première application du régénérateur Bochkoltz. — Calcul des efforts et du travail.

La machine d'épuisement du nord de Charleroi a été construite dans les ateliers de MM. L. A. Quillacq, constructeurs à Anzin, seuls constructeurs autorisés par M. Bochkoltz pour la construction de son appareil en France. Elle a été mise en activité en octobre 1871, et marche, par conséquent, depuis six mois. C'est la première machine importante, après la machine établie à Kladno (Bohême) et construite aussi par M. Quillacq, qui ait été pourvue du nouvel appareil : c'est la première dans laquelle il fonctionne dans des conditions normales ; car à Kladno la machine ne fonctionnant encore que comme pompe d'avaleresse, on n'a pu régler définitivement l'appareil à poids oscillant dont elle est pourvue. Au nord de Charleroi, au contraire, les conditions étant dès maintenant nettement déterminées, on a pu installer et régler définitivement l'appareil.

Profondeur de l'épuisement. — La profondeur du puits d'épuisement, qui devra être de 500 mètres, n'est actuellement que de 250 mètres. Le niveau moyen des eaux est à 245^m,35 du déversoir au jour, et cette hauteur, qui est la hauteur effective dont il faut que la machine élève l'eau, a été divisée en deux parties très-inégales :

Sur la première qui a 12^m,350, on a établi une pompe aspirante et soulevante qui prend l'eau au fond du puits.

Sur la seconde qui a 233 mètres, on a établi quatre pompes aspirantes et foulantes échelonnées à des distances variant de 57^m,35 à 59^m.95.

L'ensemble de l'installation est représenté par les *fig.* 1, 2, 3 et 4 de la Pl. VI, auxquelles je renvoie.

Machine motrice. — La machine motrice est une machine à traction directe à simple effet, à détente et à condensation avec distribution par soupapes commandée par deux poutrelles attelées sur le balancier de contre-poids. Une cataracte unique à double effet règle les temps d'arrêt.

Le cylindre moteur est à enveloppe de vapeur, la vapeur en sortant des chaudières passant dans l'enveloppe avant d'arriver à la chapelle de distribution : le modérateur est placé sur l'enveloppe même, entre elle et les chaudières.

Les dimensions caractéristiques de la machine sont les suivantes :

Diamètre du piston moteur.	1^m,400
Surface du piston.	1^{m2},53, 93, 80
Course moyenne.	2^m,300
Diamètre de la tige.	0^m,165

Soupapes à double siége du Cornouailles ayant les dimensions suivantes :

	Diamètre intérieur.	Surface.
Soupape d'admission de vapeur.	$0^m,215$	$0^{m2},03, 63, 05$
Soupape d'équilibre.	$0^m,215$	$0^{m2},03, 63, 05$
Soupape d'échappement.	$0^m,255$	$0^{m2},05, 10, 70$
Diamètre du piston de pompe à air	$0^m,860$	
Course.	$0^m,828$	

Cette machine établie au-dessus du puits au niveau de la recette supérieure, est portée par deux fortes poutres en tôle.

Maîtresse-tige. — La maîtresse-tige qui est formée sur toute sa longueur de deux tiges identiques écartées de $1^m,110$ d'axe en axe, est entièrement en fer. Chaque tige se compose de deux fers plats à section décroissant de haut en bas, reliés entre eux par des croix de Saint-André en fer plat constituant l'âme de cette poutre évidée à double T. Ces fers plats dont la section moyenne est de $0^m,230 \times 0^m,014$, sont assemblés bout à bout par des couvre-joints boulonnés ou rivés.

Attelage de la maîtresse-tige à la tige de piston. — Une forte traverse en fer forgé qui, à la partie supérieure, réunit les deux tiges, reçoit en son milieu l'extrémité de la tige du piston moteur ; celle-ci est maintenue en dessous par deux écrous et une clavette.

Entretoises. — Tous les 14 mètres, des fers à double T réunissent les deux tiges, dont ils assurent ainsi la solidarité complète.

Guidonnages. — Tous les 10 mètres, la tige qui en ces points porte des fourrures en bois, est guidée entre deux bois scellés dans le muraillement du puits.

Heurtoir. — A sa partie supérieure, la maîtresse-tige porte, fixés sur des cornières, des bois faisant saillie sur elle et voyageant, pendant l'ascension ou la descente, entre deux paires de sommiers qui limiteraient sa course en cas de rupture de la bielle d'attelage au balancier.

Pompes foulantes. — Les pompes foulantes dont la disposition est donnée par les *fig.* 3 et 4 de la Pl. VI, sont installées entre les deux tiges de la maîtresse-tige, de manière à ce que l'axe des plongeurs se confonde avec l'axe de la maîtresse-tige.

Le diamètre des plongeurs est de $0^m,300$.

Attelage des plongeurs à la maîtresse-tige. — Les plongeurs sont reliés à la maîtresse-tige au moyen de traverses en fonte rivées sur les fers plats des tiges, et au milieu desquelles on fixe, par quatre boulons, le collet qui termine la partie supérieure du plongeur.

Clapets. — Les clapets sont tous, même les clapets de la soulevante, formés d'un disque en fonte de $0^m,345$ de diamètre extérieur pesant environ 45 kilogrammes, garni inférieurement d'un anneau en cuir, maintenu par une tôle et douze boulons. Ce disque repose sur un siége plat en fonte, présentant un vide annulaire de $0^m,305$ de diamètre intérieur, avec noyau central de $0^m,075$ de diamètre extérieur portant une tige tournée de $0^m,040$ de diamètre qui sert de guide au clapet pendant sa levée.

Pompe soulevante. — La pompe aspirante et soulevante est établie excentriquement par rapport à l'axe de la maîtresse-tige, de manière à ce qu'on puisse accrocher sa tige à une potence rivée sur l'une des tiges.

Le corps de pompe est en fonte d'un diamètre intérieur de $0^m,330$.

Le piston est en fonte avec garniture formée d'un cuir embouti.

Il est attelé à une tige en bois, formée de trois pièces réunies bout à bout, au moyen de fourches en fer liées entre elles par des assemblages à clavettes.

Hauteur de refoulement. — Les sommiers qui portent les pompes sont à $57^m,60$ les uns des autres, mais la hauteur de refoulement de chaque jeu est sensiblement différente de ce chiffre. En effet, la hauteur moyenne de refoulement étant la hauteur mesurée depuis le dessous des plongeurs supposés à moitié course, jusqu'au déversoir pour le jeu supérieur, et jusqu'au niveau moyen de l'eau dans les bacs de répétition pour les jeux inférieurs, on voit, en se reportant au plan d'ensemble, que la hauteur du jeu supérieur est de 59^{m},95, obtenue en ajoutant à :

+ 57^{m},600, cote de ses sommiers;

+ 1^{m},600, hauteur du déversoir au-dessus de la margelle du puits, point de départ des cotes;

+ 0^{m},750, hauteur dont le plongeur à mi-course descend au-dessous des sommiers.

Pour les trois jeux inférieurs dont toutes les cotes sont identiques, la hauteur de refoulement est de 57^{m},350, hauteur obtenue en retranchant de 57^{m},600 — 0^{m},250 qui est la hauteur d'aspiration de chaque jeu.

Donc la hauteur moyenne totale du refoulement est de 232 mètres ainsi répartis :

	mètres.
Hauteur de refoulement du premier jeu. . .	59,950
Hauteur de refoulement du second jeu. . . .	57,350
Hauteur de refoulement du troisième jeu. .	57,350
Hauteur de refoulement du quatrième jeu. .	57,350
Total.	232,000

Hauteur d'aspiration. — Pour calculer la hauteur d'aspiration de chaque jeu foulant, c'est-à-dire la hauteur moyenne du dessous du piston plongeur supposé à moitié course, au-dessus du niveau moyen de l'eau dans le bac de répétition, il faut (les bacs étant toujours pleins au commencement de chaque levée, par suite de venues d'eau recueillies à chaque niveau), calculer la hauteur totale dont l'eau descend pour une levée complète dans l'espace laissé libre entre la succion et le bac, en prendre la moitié, puis rapporter la hauteur moyenne ainsi trouvée pour l'eau au-dessous des bords du bac = 0^{m},225, au-dessous du plongeur qui, dans sa position moyenne, est à 0^{m},025 au-dessus des bords du bac.

La hauteur moyenne d'aspiration de chaque jeu foulant est donc de 0m,250 = 0m,225 + 0m,025.

La hauteur moyenne totale d'aspiration des quatre jeux foulants, est par conséquent de 1 mètre.

Quant à la hauteur du jeu aspirant et soulevant, hauteur qui est celle du niveau moyen de l'eau dans le bac du dernier jeu foulant, au-dessus du niveau moyen de l'eau dans le puisard, elle s'obtient en retranchant de 245m,350, profondeur totale de l'épuisement, 233 mètres, hauteur totale, -- refoulement et aspiration — des quatre jeux foulants. On trouve ainsi 12m,350.

Balancier contrepoids et régénérateur Bochkoltz. — Le balancier contrepoids qui porte au-dessous de lui l'appareil Bochkoltz, est un balancier en tôle établi au jour et relié à la maîtresse-tige par une bielle de 2m,750 comme l'indique la *fig.* 1 de Pl. VI.

Sa disposition est celle d'une ferme renversée, dont le balancier proprement dit serait le tirant, le bras Bochkoltz le poinçon et les tirants consolidant ce bras les arbalétriers. Il se compose de deux flasques en tôle profilées comme l'indique le dessin, fortement entretoisées, et comprenant entre elles : à l'extrémité opposée à la machine, une caisse en fonte dans laquelle on met les pièces de fonte qui servent de contrepoids ; et à l'extrémité du bras Bochkoltz, une autre caisse en fonte faite pour constituer le poids oscillant.

Les trois bras du balancier, mesurés de l'axe au centre de gravité des caisses, ou à l'axe d'attelage de la bielle, sont égaux et ont 3m,550.

L'ensemble de la machine étant ainsi compris, calculons pour bien rendre compte de l'action du Bochkoltz, tous les efforts qu'il faut vaincre à la descente comme à la levée des tiges, et, avant tout, précisons les éléments à considérer dans ce calcul.

Éléments à considérer dans le calcul d'une machine d'é-

puisement avec régénérateur de force.—Si l'on cherche à se rendre minutieusement compte de ce qui se passe dans les machines d'épuisement à simple effet, on voit que le poids de la maîtresse-tige, qui est l'élément essentiel à considérer, ainsi que nous l'avons vu précédemment, doit être au moins égal à la somme des poids suivants :

1° Poids moyen de la colonne d'eau à refouler;

2° Poids nécessaire pour vaincre, à la descente, les frottements dans les pompes, les guidonnages, la machine motrice, et surmonter toutes les résistances passives de l'appareil;

3° Poids nécessaire pour produire l'ouverture des clapets de refoulement;

4° Ce poids doit être augmenté du poids qui représente l'influence de la pression atmosphérique, influence qui en raison même de l'inégalité des deux surfaces des clapets, se fait plus sentir au-dessus qu'au-dessous.

Ce poids minimum, que j'appellerai *poids libre* de la maîtresse-tige — parce que c'est le poids qui doit rester libre pour produire la descente, lorsqu'après avoir soulevé la maîtresse-tige, la vapeur l'abandonne à elle-même — ce *poids libre* est le plus souvent très-inférieur au poids réel de la tige, soit que des nécessités de construction aient obligé à lui donner plus de force, soit, ce qui est le cas de toutes les machines à détente, qu'on ait dû augmenter considérablement sa masse, pour l'empêcher de prendre au commencement de la levée, sous l'action de la vapeur à pleine pression, une vitesse exagérée. Dans ce cas, on équilibre, ou tout au moins on doit équilibrer tout l'excédant de poids, au moyen de contrepoids, qui peuvent être disposés de plusieurs manières, de façon à ne laisser à la charge de la machine motrice que le poids libre.

Ce poids libre une fois déterminé, il faut pour calculer les efforts à produire par la machine motrice, y ajouter :

1° Le poids moyen de la colonne d'eau de la pompe aspirante et soulevante;

2° Le poids moyen des colonnes d'eau aspirées par chaque jeu foulant:

3° Les frottements et résistances passives à vaincre à la levée, dans toute la machine;

4° La résistance de la pompe à air;

5° Les frottements de la pompe élévatoire;

6° Le poids qui mesure l'effort à développer pour déterminer l'ouverture des clapets d'aspiration.

Calculons un à un tous ces éléments pour le cas qui nous occupe.

Poids moyen de la colonne d'eau à refouler, p. — La colonne d'eau à refouler ayant pour base la surface d'un piston plongeur de $0^m,300$ de diamètre, et pour hauteur moyenne 232 mètres, son poids en kilogrammes est donné par la formule suivante :

$$p = \left(\frac{3,14 \times \overline{0^m,300}^2}{4}\right) \times 232^m \times 1.000^k = 0^{m2},07.06.85 \times 232 \times 1.000^k.$$

$$p = 16.398^k,820.$$

Je prendrai pour simplifier les calculs $p = 16\,400$ kilogrammes.

Influence des résistances passives, p_1. — Les résistances passives de toutes espèces, n'exigent pour être vaincues à la descente qu'un poids d'au plus 738 kilogrammes, ainsi que cela résulte des expériences que je rapporterai plus loin. Je prendrai donc :

$$p_1 = 738^k.$$

Excès de poids nécessaire à l'ouverture des clapets de refoulement, p_2. — Les clapets de refoulement des quatre jeux foulants ayant une surface supérieure égale à :

$$3,14 \left(\frac{\overline{0^m,345}^2 - \overline{0^m,040}^2}{4}\right) = 0^{m2},09,\ 22,\ 66,$$

et leur surface inférieure étant égale à :

$$3,14\left(\frac{\overline{0^m,305}^2 - \overline{0^m,075}^2}{4}\right) = 0^{m2},06,\ 86,\ 44.$$

L'excès de poids nécessaire à l'ouverture des clapets est le poids d'une colonne d'eau qui aurait pour base la différence des deux surfaces, et pour hauteur 232 mètres, la hauteur totale du refoulement. Ce poids est donc ;

$$(0^{m2},09\,.\,22\,.\,26 - 0^{m2},06\,.\,86\,.\,44) \times 232^m \times 1,000^k$$
$$= 0^{m2},02\,.\,35\,.\,82 \times 232^m \times 1.000^k,$$
$$p_2 = 5.471^k,024.$$

Influence de la pression atmosphérique, p_3. — A ce poids p_2 il faut ajouter l'influence de la pression atmosphérique, qui avant l'ouverture des clapets agit très-inégalement sur les deux faces :

Sur la surface supérieure elle produit une pression qui est mesurée par :

$$0^{m2},09\,.\,22\,.\,26 \times 10^m,33 \times 1.000^k = 952^k,695.$$

Sur sa surface inférieure elle n'agit que par la pression exercée par elle sur la surface du piston plongeur, pression qui est intégralement transmise au-dessous du clapet, et qui est mesurée par :

$$0^{m2},06\,.\,86\,.\,44 \times 10^m,33 \times 1.000^k = 709^k,093.$$

L'effort à produire pour vaincre cette influence est donc pour chaque jeu foulant de :

$$952^k,695 - 709^k,093 = 243^k,602,$$

et comme il y a quatre jeux foulants :

$$p_3 = 974^k,408.$$

En réunissant p_2 et p_3, on voit que l'ouverture des clapets seule exige un effort au moins égal à :

$$p' = p_2 + p_3 = 6.445^k,432$$

En chiffre rond, je prendrai pour la facilité du calcul :

$$p' = 6.450^k.$$

Dans ce calcul je néglige le clapet de la pompe soulevante, parce que, par suite de son mode d'attelage, cette pompe peut être considérée comme indépendante de la maîtresse-tige, par rapport à laquelle elle est toujours un peu en retard pendant la descente. Son influence est d'ailleurs négligeable, car la hauteur d'eau qui agit sur le clapet de son piston n'est que de 13 mètres au plus au départ.

Mesure de l'influence des clapets. —En résumé, on voit que dans le cas qui nous occupe, le rapport des surfaces supérieures et inférieures des clapets étant de :

$$\frac{0,09 \cdot 22 \cdot 26}{0,06 \cdot 86 \cdot 44} = 1,343,$$

et le poids moyen de la colonne d'eau à refouler étant de 16,400 kilogrammes $= p$,

L'effort total à exercer simplement pour déterminer l'ouverture des clapets est de :

$$22.850^k = p + p_2 + p_3 = p''.$$

Le rapport de p'' à p, rapport qui mesure l'influence des clapets sur le poids de la maîtresse tige est de :

$$\frac{22.850}{16.400} = 1,393,$$

Ou, autrement dit, du fait seul de l'existence des clapets, la tige doit avoir un excès de poids qui représente :

39,22 p. 100 du poids de l'eau à refouler
et 27,34 p. 100 de son poids libre strictement nécessaire,

poids libre qui, dans le cas qui nous occupe, devrait être, s'il n'y avait pas de Bochkoltz, d'au moins :

$$23.588^k = p + p_1 + p_2 + p_3 = P.$$

Effort nécessaire pour produire la descente des tiges. — Ce poids libre, c'est la mesure rigoureuse de l'effort à exercer pour produire la descente des tiges. La descente une fois commencée, le poids p' (6.450 kilogrammes) devient entièrement inutile.

Pour avoir l'effort à développer par la machine motrice, il faut ajouter à ce poids P :

Poids de la colonne d'eau de la pompe aspirante et soulevante P_1. — 1° le poids moyen de la colonne d'eau aspirante et soulevante, poids qui est donné par la formule :

$$3,14 \times \frac{\overline{0,330}^2}{4} \times 12^m,350 \times 1.000^k = 0^{m2},08,55,29 \times 12^m,350 \times 1.000^k,$$

$$\text{d'où } P_1 = 1.056^k,253.$$

Poids des colonnes d'eau aspirées par les jeux foulants P_2. — 2° le poids moyen des colonnes d'eau aspirées par chaque jeu foulant. Chacune de ces colonnes a, comme nous l'avons vu précédemment, une hauteur de $0^m,250$; comme il y en a quatre, cela donne une hauteur totale de 1 mètre, avec un diamètre uniforme de $0^m,300$. Le poids est donc donné par la formule :

$$3,14 \times \frac{\overline{0,300}^2}{4} \times 1^m,000 \times 1.000^k = 0^{m2},07,06,85 + 1^m \times 1.000^k,$$

$$P_2 = 70^k,685.$$

Influence des résistances passives P_3. — 3° le poids qui représente les résistances passives et les frottements de toutes espèces, qui se produisent pendant la levée des tiges. Je les exprimerai par un chiffre égal à celui que nous avons admis pour les résistances de la descente :

$$P_3 = p = 758^k.$$

Résistance de la pompe à air P_4.—4° le poids correspondant à la résistance opposée par la pompe à air à la levée de son piston, poids que je supposerai égal à :

$$P_4 = 877^k.$$

Frottement de la pompe élévatoire P_5.—5° le poids équivalent aux frottements qui se produisent dans la pompe élévatoire pendant sa levée, frottements qui se calculent d'après la formule suivante :

$$P_5 = (0^m,33 \times 3,14 \times 0,050) \times (12^m,35 \times 1.000^k) \times 0,23.$$

dans laquelle le premier terme est la surface de frottement du pistón en cuir, le second terme la charge d'eau à soulever, et le troisième le coefficient de frottement :

$$\text{d'où } P_6 = 0^{m2},05,\ 18 \times 12.350^k \times 0,23.$$
$$P_5 = 147^k,138.$$

Excès de force nécessaire à l'ouverture des clapets d'aspiration P_6. — 6° le poids qui mesure l'effort à développer pour déterminer l'ouverture des clapets d'aspiration ; c'est le poids d'une colonne d'eau qui aurait pour base la différence des deux surfaces des clapets d'aspiration (qui sont semblables entre eux et aux clapets de refoulement) et pour hauteur, une hauteur égale à la hauteur totale des colonnes d'eau aspirées. On a donc :

$$P_6 = 0^{m2},02,\ 35,\ 82 \times 13^m,35 \times 1.000^k.$$
$$P_6 = 314^k,819.$$

Efforts à développer pour la levée des tiges. — L'effort à développer par la machine motrice, pour la levée des tiges est donc :

$$E = P + P_1 + P_2 + P_3 + P_4 + P_5 + P_6 = 26.791^k,925.$$

soit $E = 26.792$ kilogrammes en nombre rond.

Tel est le poids minimum que la machine motrice aurait eu à soulever de toute la course, à chaque levée, si l'on n'avait pas appliqué l'appareil Bochkoltz.

Mais avec l'appareil Bochkoltz, qui détermine l'ouverture des clapets à la levée comme à la descente des tiges, l'effort à développer n'est plus que :

$$E' = p + p_1 + P_1 + P_2 + P_3 + P_4 + P_5.$$
$$E' = 20.027^{k}.$$

Poids qui est inférieur au premier de 6.765 kilogrammes c'est-à-dire de 25 p. 100 environ.

Voyons maintenant comment, avec cet appareil, les choses se passent dans la réalité.

Poids de la maîtresse-tige. — Le poids total de la maîtresse-tige et de toutes les pièces en mouvement attelées sur elle et rapportées à l'extrémité du balancier, dans l'axe de la tige, est de 48.778 kilogrammes ainsi répartis

	kilogrammes
Maîtresse-tige proprement dite.	32.704
Piston à vapeur, sa tige et ses écrous.	1.863
Traverse d'attelage, axe et bielle du balancier, avec accessoires divers.	2.159
4 plongeurs en fonte et leurs traverses.	3.442
Pompe soulevante, attelage et ferrures de sa tige.	185
Pièces de la distribution et de la pompe à air portées par le balancier à 1m,240 de son axe et rapportées à l'axe de la tige.	665
Bois de guidonnage portés par la tige.	7.760
Total.	48.778

A cela il faut ajouter l'effort produit par le déplacement du centre de gravité du balancier, dont le poids, pour des raisons de construction, n'est pas réparti symétriquement par rapport à l'axe. Cet effort représente un poids de. appliqué sur la tige et tendant à la faire descendre.	900
Le poids total de la maîtresse-tige est donc de. . .	49.678

Poids du contrepoids. — Le poids total de la caisse du contrepoids, et des plaques en fonte qu'elle contient, est — rapporté à son centre de gravité — de 32.540 kilogrammes.

C'est le poids exact qui équilibrait l'excédant de poids des tiges le jour même des expériences.

Poids libre des tiges. — Le *poids libre* de la maîtresse-tige, celui qui, à la descente, agit sur l'eau à refouler est donc de :

$$49.678 - 32.540 = 17.138^{k}.$$

Poids qui ne présente, sur celui des colonnes d'eau à refouler, qu'un excédant de :

$$17.138 - 16.400 = 738^{k}.$$

Poids nécessaire pour vaincre les résistances. — Cet excédant est précisément le poids nécessaire pour vaincre les résistances passives. Il ne représente que 4, 5 p. 100 du poids des colonnes d'eau.

Poids Bochkoltz. — Le poids oscillant est — rapporté à son centre de gravité — de 34,420 kilog., en y comprenant le poids du bras lui-même supposé concentré au centre de gravité du poids oscillant.

Ce poids a été calculé de manière à produire sur la maîtresse tige, au moment du départ, un effort au moins égal à celui qui est nécessaire pour déterminer l'ouverture des clapets de refoulement.

Cet effort, est, comme nous l'avons vu précédemment, de 6.450 kilog., et si, pour déterminer le poids qui doit se produire, on pose, par rapport à l'axe du balancier, l'équation des moments statiques, en remarquant que par suite de la construction même, l'effort à produire sur les clapets s'exerce à $3^{m},45$ de l'axe, distance de l'axe de la maîtresse-tige à l'axe du balancier, tandis que le poids Bochkoltz n'agit au départ qu'à $1^{m},15$ de cet axe — moitié de la corde de l'arc décrit par le poids oscillant — on voit que ce poids doit être d'au moins :

$$6.450 \times \frac{3,45}{1,15} = 6.450 \times 3 = 19.350^{k}.$$

Ce minimum nécessaire a été considérablement dépassé dans le cas qui nous occupe parce que d'abord la profondeur de l'épuisement devant être doublée dans un temps donné, on a mis de suite un poids suffisant pour qu'on n'ait pas à l'augmenter chaque fois qu'on ajoutera une pompe, ce qui causerait de grandes difficultés, vu la disposition des maçonneries.

On voulait d'ailleurs avoir de suite une assez grande vitesse de marche, et l'on a vu précédemment que plus le poids Bochkoltz est lourd, plus la vitesse moyenne est grande.

La seule condition qui limite le poids Bochkoltz, c'est qu'il ne faut pas qu'aux extrémités de la course, son moment soit assez grand pour déterminer la mise en mouvement de l'attirail sans le secours de la machine. Cette limite est dépassée ici, le diagramme le montrera, mais pas dans une proportion qui présente d'inconvénients sérieux.

IV. — Expériences. — Diagrammes. — Discussion des résultats obtenus.

Les expériences dont je vais rendre compte ont été faites sur la machine du Nord de Charleroi, le 26 mars 1872, par M. Bochkoltz lui-même, en présence de MM. Burat, professeur à l'école centrale des arts et manufactures, secrétaire du comité des houillières françaises, et ingénieur conseil du charbonnage du Nord de Charleroi, Jougneaux, directeur gérant du charbonnage, et Martin ingénieur de la maison L. A. Quillac et Compagnie. Comme la question m'intéressait, j'avais sollicité depuis longtemps l'autorisation d'assister à ces expériences, que j'ai suivies dans tous leurs détails grâce à l'obligeance de ces messieurs; je suis heureux de pouvoir les en remercier ici publiquement.

Les expériences ont été de deux sortes :

Dans les premières on a relevé une série de diagrammes pris en mettant l'appareil en communication successivement avec chacune des faces du piston.

Dans les secondes, on a mesuré, pendant un certain nombre de courses de la maîtresse-tige, les vitesses successives que prend la tige, de manière à pouvoir construire une courbe des vitesses indiquant les variations pendant uue course entière.

Diagramme. — Les diagrammes ont été pris avec un indicateur de Watt très-sensible, réglé avec le plus grand soin et disposé de manière à ce que les moindres mouvements du piston soient reproduits à une échelle plus grande par le crayon enregistreur. On laissait fonctionner l'indicateur pendant cinq levées complètes de la machine, et la régularité de marche de la machine était telle que les cinq courbes obtenues coïncidaient.

Les diagrammes obtenus se résument tous dans le diagramme *fig.* 10 de la planche VI, diagramme que j'étudierai et discuterai tout à l'heure en détail.

Vitesse de descente. — Les vitesses de descente ont été mesurées en pointant sur une feuille de papier portée par une planchette fixée à la tige de commande de la pompe à air, et ayant une course qui était à celle de la maîtresse-tige dans un rapport connu, en pointant, dis-je — tous les cinquièmes de seconde — le passage de la tige en face d'un repaire fixe. On a pu arriver ainsi à avoir, pour chaque instant de la course, une série de vitesses par seconde dont on a pris la moyenne pour construire la courbe des vitesses de descente et de montée. C'est cette courbe qui est représentée par la *fig.* 7 de la Pl. V. Je donne ci-dessous le tableau qui résume en chiffres les résultats obtenus dans ces expériences.

Tableau des vitesses de la maîtresse-tige.

	LONGUEURS parcourues par la tige du piston de pompe à air depuis l'origine de la course jusqu'aux points successifs marqués sur la feuille de papier tous les cinquièmes de seconde. A	LONGUEURS parcourues par la maîtresse-tige depuis l'origine jusqu'aux points correspondants A × 2,78	LONGUEURS parcourues par la maîtresse-tige d'un point à l'autre par cinquième de seconde B	VITESSES moyennes par seconde d'un point à l'autre. (Abscisses.) B × 5	ESPACES parcourus par la maîtresse-tige depuis l'origine jusqu'aux points auxquels correspondent les vitesses de la colonne précédente. (Ordonnées.)	Observations.
	millim.	millim.	millim.	millim.	millim.	
COURSE DESCENDANTE. — Durée : 3",8.	0	0			0	Vitesse { Maxima : 1m,025 / Moyenne : 0m,593
	6	17	17	85	8	
	16	44	27	135	30	
	30	83	39	195	63	
	48	133	50	250	108	
	71	197	64	320	165	
	105	292	95	475	244	
	150	417	125	625	354	
	203	564	147	735	490	
	263	731	167	835	647	
	333	926	195	975	828	
	407	1,131	205	1,025	1,008	
	479	1,332	201	1,005	1,231	
	549	1,526	194	970	1,429	
	616	1,712	186	930	1,619	
	678	1,885	173	865	1,798	
	732	2,035	150	750	1,960	
	776	2,157	122	610	2,096	
	806	2,241	84	420	2,199	
	820	2,280	39	195	2,260	
				0	2,280	
COURSE MONTANTE. — Durée : 4", dont : Arrêt précédant la montée : 1",4.	0	0				(1)
	3	8	8	40	4	
	10	28	20	100	18	
	14	39	11	55	33	
	15,5	43	4	20	41	
	17	47	4	20	45	
	19	53	6	30	50	
	21	58	5	25	55	
Course montante proprement dite : 2",6.	25	70		60	64	Vitesse. { Maxima : 1m,450 / Moyenne : 0m,867
	45	125	12	275	97	
	90	250	55	625	187	
	158	439	125	945	344	
	249	692	189	1,265	565	
	350	973	253	1,405	832	
	454	1,261	281	1,440	1,117	
	556	1,546	288	1,425	1,403	
	647	1,799	285	1,265	1,672	
	723	2,010	253	1,055	1,901	
	779	2,166	211	780	2,088	
	811	2,254	156	445	2,210	
	820	2,280	88	130	2,267	
			26	0	2,280	

(1) La durée du parcours d'un point à l'autre est chaque fois de 1/5 de seconde.

Durée totale d'une excursion double : 7",8, dont :

2",6 pour la montée.
3",8 pour la descente.
1",4 pour l'arrêt.

Nombre de levées par minute : $\frac{60}{7,8} = 7,7$.

Pour faire 8 levées, il suffira de réduire l'arrêt de 3/10 de seconde, alors on aura :

Durée totale d'une excursion double : 7",5, dont :

2",6 pour la montée.
3",8 pour la descente.
1",1 pour l'arrêt.

Nombre de levées par minute : $\frac{60}{7,5} = 8$.

J'ai figuré à part, *fig.* 8 de la Pl. V, à plus grande échelle, les vitesses moyennes de la tige pendant le temps d'arrêt qui suit la descente. Cette courbe traduit graphiquement le léger mouvement de remonte qu'on observe toujours sur la maîtresse-tige quand, après la descente achevée, elle rebondit sur le matelas de vapeur formé au-dessous du piston par la fermeture anticipée de la soupape d'équilibre.

Etude et discussion du diagramme obtenu. — Pour bien faire ressortir les avantages donnés par l'appareil Bochkoltz, j'étudierai d'abord ce qui se passe dans toutes les machines d'épuisement à détente et à condensation non pourvues d'appareil Bochkoltz, et pour cela, je ne saurais mieux faire que de reproduire les diagrammes relevés sur les machines d'Egarande et de Sainte-Colette à Rive-de-Gier, par une commission composée de MM. Imbert, Baldeyron, Allimand et Leseure, commission dont le rapporteur M. Leseure, ingénieurs des mines à Rive-de-Gier, a publié les expériences dans le tome V du *Bulletin de l'industrie minérale*, pages 307 et 575. Ces diagrammes sont les diagrammes n°s 1 et 2 de la Pl. VI. A côté d'eux j'ai figuré n°s 3 et 4, des diagrammes relevés par moi sur les machines d'épuisement du Moulin et de Villars, appartenant à la compagnie des mines d'Anzin. En étudiant ces 4 diagrammes, on voit que, d'une manière générale, les diagrammes des machines d'épuisement à condensation et à détente sont de la forme représentée par le n° 5 de la même planche. C'est ce diagramme théorique que je vais analyser en détail, en suivant la courbe en quelque sorte point par point :

Face motrice. — Considérons d'abord le diagramme pris sur la face motrice du piston — c'est la courbe S — et dans cette courbe, considérons la partie *a*, *b*, *c*, *d*, *e*, *f*, qui représente le travail de la vapeur sur la face motrice du piston pendant la levée de la maîtresse-tige :

Levée de la maîtresse-tige. — *a*, *b*, indique un retard

dans la fermeture des clapets de refoulement, qui ne sont pas assez lourds, et, ne retombant pas assez rapidement sur leur siége, laissent redescendre l'eau des colonnes refoulées dont le poids soulève la maîtresse-tige. De plus, la pression de la vapeur comprimée, jointe à l'action exagérée du poids oscillant, est assez forte pour faire remonter ce poids de toute la hauteur représentée par AB, alors que l'admission ne commence qu'en B. De là une baisse de pression.

b. Les clapets de refoulement se referment, l'action des colonnes refoulées sur la maitresse-tige cesse, l'admission commence.

b, *c*. La pression monte jusqu'au degré voulu pour enlever seule la maîtresse-tige et tout l'attirail.

c, *d*. Admission pleine. La vapeur de l'enveloppe et celle venant des générateurs affluent en quantité suffisante pour maintenir la pression constante malgré l'accroissement du volume compris entre le fond du cylindre et le piston.

d, *e*. Détente apparente ou mixte. La pression baisse bien que la soupape d'admission reste toute grande ouverte, parce que la tige monte plus vite que n'afflue la vapeur qui subit un étirage à son passage au travers du modérateur — habituellement ouvert partiellement seulement — et de l'enveloppe. Il y a vitesse acquise par toute la masse de l'attirail, donc moindre force nécessaire pour entretenir le mouvement ascendant des tiges.

e, *f*. Détente réelle. La pression baisse rapidement, la quantité de mouvement emmagasinée par l'attirail entretenant le mouvement.

Descente de la maîtresse-tige. — Pendant la descente des tiges, le travail résistant produit par la vapeur restant au-dessous du piston est représenté par la courbe *f*, *g*, *h*, *i*, *a*.

f, *g* Indique un retard dans la fermeture des clapets d'aspiration qui ne sont pas assez lourds. Les clapets ne se fermant pas, la maîtresse-tige descend plus vite que ne s'écoule la vapeur. Il y a légère compression de la vapeur, dont la pression se maintient et croît même légèrement.

g. Les clapets d'aspiration se ferment et la vitesse de descente des tiges est réglée par la résistance que lui offrent d'une part le poids des colonnes d'eau refoulées et d'autre part la vapeur comprise au-dessous du piston et passant sur l'autre face par la colonne d'équilibre dont la soupape n'est pas complétement ouverte.

g, *h*. La pression tombe rapidement parce que les tiges, équilibrées en grande partie par les colonnes d'eau refoulées, ne pèsent plus autant sur la vapeur qui, traversant la soupape d'équilibre, passe au-dessus du piston.

h, *i*. Refoulement régulier des colonnes d'eau produit par le poids libre. La pression résistante se maintient régulière *et doit être maintenue d'autant plus forte qu'on laisse au poids libre de la maîtresse-tige un excès de poids plus grand par rapport au poids des colonnes d'eau refoulées.*

i, *a*. Fermeture anticipée de la soupape d'équilibre, produisant une augmentation de pression de la vapeur qui, enfermée au-dessous du piston, se trouve comprimée par sa descente. *Cette compression doit commencer d'autant plus tôt que la tige a acquis, sous l'influence de son excédant de poids, une accélération plus grande.*

Considérons maintenant le diagramme pris sur la face résistante du piston — c'est la courbe S′ — et dans cette courbe considérons la partie *a′ b′ c′* qui représente le travail de la vapeur sur la face résistante du piston, pendant la levée de la maîtresse-tige.

Levée de la maîtresse-tige. a′, b′. — Au départ, la soupape d'échappement venant de s'ouvrir, la pression tombe de ce qu'elle était à la fin de la course descendante, à la pression du condenseur.

b′, *c′*. Cette pression se maintient pendant toute la montée des tiges.

Descente de la maîtresse-tige. — Pendant la descente de

la maîtresse-tige, le travail résistant produit par la vapeur sur la face résistante est représenté par la courbe *c' d' a'*.

c', *d'*. Dès que la soupape d'équilibre est ouverte, la vapeur (dont la pression, par suite de la fermeture anticipée de cette soupape à la course précédente, avait monté jusqu'en *a*) passe au-dessus du piston et fait monter la pression de *c'* à *d'*. La pression, qui était celle du condenseur, devient la pression d'équilibre.

d', *a'*. Cette pression d'équilibre, une fois établie, se maintient tout le temps de la descente des tiges. On remarquera que la pression sur la face résistante du piston est toujours — et pendant tout le temps de la descente — inférieure à celle qui existe sur l'autre face, de toute la hauteur comprise, pour chaque point de la course, entre les courbes *c' d' a'* et *f*, *g*, *h*, *a*. Cela vient de ce que le poids libre des tiges dépassant toujours un peu le poids des colonnes d'eau refoulées et le poids nécessaire pour vaincre les résistances passives, on doit — comme on l'a vu précédemment — annuler l'effet de cet excès de poids par un excès de pression, en étranglant la vapeur d'équilibre.

Travail de la vapeur. — Pour calculer le travail de la vapeur dans le cylindre en se servant des diagrammes, on voit, d'après ce qui précède, que :

1° pendant la levée des tiges, le travail développé par la vapeur est mesuré en kilogrammètres par la surface *a*, *b*, *c*, *d*, *e*, *f*, *c'*, *b'*, *a'*, comprise entre les deux courbes qui mesurent la pression de la vapeur sur les deux faces du piston, pour chaque instant de la course. Tout ce travail est fourni par de la vapeur prise aux chaudières de A en E et qu'on laisse détendre de E en F.

2° Pendant la descente des tiges, le travail résistant produit par la vapeur, est mesuré en kilogrammètres par la surface *ahgf*, *c' d' a'* comprise entre les deux courbes qui mesurent la pression de la vapeur sur les deux faces du piston, pour chaque instant de la course. Ce travail résistant est fourni par la *vapeur d'équilibre*, vapeur qui remplissait le cylindre au-dessous du piston à la fin de la course ascendante des tiges.

Je ferai remarquer que, si l'on divise le nombre de kilogrammètres représenté par cette surface S″, par la levée de la maîtresse-tige, on aura la valeur en kilogrammes de l'excès du poids libre de la maîtresse-tige sur le poids nécessaire pour équilibrer les colonnes d'eau refoulées et vaincre les résistances passives. C'est par conséquent tout le travail et par suite toute la consommation de vapeur représentée par S″ — surface hachée — qu'on économise en employant l'appareil Bochkoltz.

Si en effet, après s'être ainsi rendu compte de tout ce qui précède, on revient au diagramme obtenu à la machine du nord de Charleroi — diagramme n° 6 de la Pl. VI — on voit que cette surface S″ s'y trouve réduite à presque rien.

Calcul du travail au moment de l'expérience. — Pour calculer le travail développé par la vapeur, nous avons d'abord déterminé, au moyen du diagramme, les tensions moyennes de la vapeur dans le cylindre : pour cela nous avons divisé la longueur de la course en seize parties égales et mesuré les tensions correspondant à chaque point de division, puis calculé la tension moyenne par la formule de Thomas Simpson.

Les résultats ainsi obtenus sont les suivants :

A la montée du piston :

	atmosphères.
Tension moyenne absolue de la vapeur, en dessous du piston	1,740
Tension moyenne en dessus	0,322

A la descente du piston :

Tension moyenne absolue de la vapeur, en dessous du piston	0,873
En dessus	0,782

Le diamètre de la tige du piston étant de 0m,165, la surace utile du piston est, pour la face inférieure :

$$3,14 \times \left(\frac{\overline{1.400}^2 - \overline{0,165}^2}{4}\right) = 1^{m2},51,79.$$

A la montée, l'effort exercé par la vapeur sur le piston est de 22.384 kilog. dont voici le détail :

	kilogrammes.
Pression moyenne sur la face inférieure :	
$1^{m2},5179 \times 1^{k},033 \times 1,740 =$	27.283
Pression de l'atmosphère extérieure sur la tige :	
$0^{m2},02.14 \times 1,033 \times 1.$	221
Pression totale sur la face inférieure.	27.504
Contre-pression au-dessus du piston :	
$1^{m2},5393 \times 1^{k},033 \times 0^{at},322 =$	5.120
Pression effective sur le piston montant.	22.384

Travail moteur. — Le travail moteur développé pendant la course entière est donc de

$$22.384^{k} \times 2^{m},300 = 51.483 \text{ kilogrammètres.}$$

Mais si l'on se reporte au diagramme on voit que l'admission de la vapeur ne commence pas exactement au point A, mais un peu plus tard, en B, attendu que le piston, pendant l'arrêt, remonte lentement sous l'influence combinée de la vapeur comprimée à la tension $Aa = 1^{at},35$ et du poids Bochkoltz qui est un peu trop lourd : pour avoir le travail moteur réellement dépensé, il faut donc retrancher du travail total précédemment considéré le travail représenté par *O K C B*, travail qui est de 1.223 kilogrammètres calculés comme suit :

	kilogrammes.
Pression sous le piston : $1^{m2},5179 \times 1^{k},033 \times 2^{at},62$. .	41.082
Pression sur la tige du piston. . . . . =	221
Pression totale sur la face inférieure.	41.303
Contre-pression au-dessous du piston : $1^{m2},5393 \times 1^{k},033 \times 0^{at},40$	6.360
Pression effective sur le piston montant.	34.943

La hauteur dont remonte le piston avant l'ouverture de l'admission étant de $0^{m},035$, le travail correspondant est :

$$34.943 \times 0^{m},035 = 1.223 \text{ kilogrammètres.}$$

En résumé donc :

Le travail moteur brut développé par la vapeur pendant la levée des tiges, relevé sur le diagramme même, est de 50.260 *kilogrammètres.*

Voyons maintenant comment est employé ce travail brut.

Travail utile des pompes. — 1° Il sert à élever l'eau dans les pompes, travail qui représente 40.405 kilogrammètres calculés de la manière suivante :

	kilogrammes.
Poids des colonnes d'eau refoulées, calculé précédemment.	16.399
Poids de la colonne d'eau contenue dans la pompe aspirante élévatoire, dont la hauteur totale, *au moment des expériences*, était de 16 mètres : $0^{m},08,\ 55,\ 30 \times 1.000^{k} \times 16^{m},000$. .	1.369
Poids des colonnes aspirées par les quatre jeux foulants, calculé précédemment. . . . . =	71
Poids total des colonnes d'eau.	17.839

La levée des pompes est de $2^{m},300$; mais puisque la tige remonte de $0^{m},035$ avant l'admission de la vapeur, la levée doit être réduite à $2^{m},265$, et *le travail utile des pompes est de :*

$$17.839 \times 2^{m},265 = 40.405 \text{ kilogrammètres.}$$

Travail nécessaire à la pompe à air. — 2° Il sert à faire fonctionner la pompe à air, ce qui absorbe un travail de 2.018 kilogrammètres, dont le calcul ne présente pas assez d'intérêt pour être reproduit ici.

Contre-pression à la descente de la maîtresse-tige. — 3° Il fait passer au-dessus du piston, pendant la descente des tiges, la vapeur contenue sous le piston, et, vers la fin de la course descendante, il comprime la vapeur contenue dans l'espace nuisible.

En effet, bien que la soupape d'équilibre ait une section plus grande que dans les machines ordinaires, le diagramme montre qu'elle est encore insuffisante pour faire disparaître entièrement l'excès de pression de la vapeur sous le piston par rapport à celle de dessus. La différence des tensions moyennes est de $0^{at},091$ pour toute la surface a, i, h, g, f, c', d', a' ; et, si l'on considère isolément la surface i, h, d', i', on voit que la différence des tensions moyennes n'est que de $0^{at},047$ pendant toute la partie correspondante de la course, ce qui veut dire que, grâce à l'emploi du régénérateur de force, l'excès de poids des tiges sur les colonnes d'eau a pu être très-réduit. La résistance créée par la soupape d'équilibre à l'écoulement de la vapeur et la compression absorbent un travail exprimé par 3.393 kilogrammètres, dont il n'y a d'utilisé pour la levée des tiges à la course suivante que la portion correspondant à la surface $a\ i\ i'\ a'$ qui représente un travail de 907 kilogrammètres.

Travail des résistances passives. — 4° Enfin il surmonte toutes les résistances passives, dont le travail représente précisément la différence entre le travail brut total et la somme des travaux calculés ci-dessus, c'est-à-dire :

$$50.260 - 45.816 = 4.444 \text{ kilogrammètres.}$$

En résumé donc, le travail total produit par la vapeur se répartit comme suit :

	TRAVAUX PARTIELS.	POUR 100 du travail brut.
	kilogrammètres.	pour 100.
Travail utile des pompes.	40.405	80,40
Travail nécessaire à la pompe à air. . .	2.018	4,02
Travail utilisé pour la compression de la vapeur dans l'espace nuisible. . .	907	1,80
Travail absorbé par l'écoulement de la vapeur au travers de la soupape d'équilibre, non utilisé et constituant une perte réelle, mais qui pourrait être évitée en donnant à la soupape d'équilibre une plus grande section. .	2.486	4,94
Travail des résistances passives . . .	4.444	8,84
Total.	50 260	100,00

Rendement de la machine.—Le rendement de la machine, c'est-à-dire le rapport du travail utile réalisé au travail brut dépensé est donc de 80,4 *p.* 100.

Si la section de la soupape d'équilibre était plus grande, la perte de travail de 2.486 kilogrammètres disparaîtrait, et le travail brut à dépenser se réduirait à

$$50.260 - 2.486 \text{ kilogrammètres} = 47.774 \text{ kilogrammètres},$$

ce qui porterait le rendement de la machine à

$$\frac{40.405}{47.774} = 84{,}6 \text{ p. } 100.$$

Détente mixte. — Si l'on se reporte au diagramme n° 6, on voit que, même pendant la période d'admission, c'est-à-dire jusqu'au point E, la vapeur agit avec une détente assez prononcée. Cette détente est due à l'action accélératrice du régénérateur pendant la première moitié de la course. En effet, si l'on examine comment les choses se passent, on voit que le mécanicien règle l'ouverture du modérateur de manière à ce que le piston fasse la levée entière ; mais la section du modérateur ainsi ouverte ne peut laisser passer, en un temps donné, qu'un certain volume de vapeur, tandis que le piston décrit un volume plus grand, en raison de la force accélératrice que lui communique le régénérateur : il s'opère donc, pendant l'admission même, une certaine détente qui peut être appelée une *détente mixte*. Cette détente permet de produire, avec un même poids de vapeur, plus de travail que si celle-ci agissait sans détente pendant l'admission, c'est-à-dire à la manière ordinaire. De là résulte une économie de vapeur qui n'est pas sans importance ainsi que je vais le montrer.

Économie de vapeur produite par cette détente mixte. — En effet, comparant le travail réellement dépensé pendant l'admission pleine (travail représenté sur le diagramme par la surface $b_1 . b . c . d . e . e_1$) au travail que la vapeur aurait produit pendant la même longueur de course BE, en conservant une tension constante et égale à la tension en E (tension qui est de $1^{at},81$), on a le travail produit par la détente mixte qui est représenté par la surface $e'' . c . d . e$, et dont la valeur se calcule comme suit :

Tension moyenne de B en E. . . = $2^{at},245$
Tension en E. . . . . = $1^{at},810$
Tension moyenne de la portion
  $c''cde$ du diagramme. . . . . . $2^{at},245 - 1^{at},810 = 0^{at},435$
Longueur BE de la course pendant laquelle
  agit cette tension. . . . . $1^{m},000$
Travail de la vapeur sous le piston :
  $0^{at},435 \times 1^{k},033 \times 1^{m2},51 . 79 \times 1^{m},000 = 6.821$ kilogrammètres

Donc, sans cette détente mixte, le travail brut total développé par la vapeur aurait été de 43.439 kilogrammètres ($= 50.260 - 6.821$), et la dépense de vapeur nécessaire pour produire le travail brut de 50.260 kilogrammètres, sans détente mixte, aurait dû être plus grande dans le rapport de 43.439 : 50.260. En d'autres termes, ***la dépense de vapeur est réduite par la détente mixte, dans le rapport de*** 50.260 : 43.439 ***c'est-à-dire de*** 13,57 p. 100 :

$$\left(= \frac{50.260 - 43.439}{50.260}\right).$$

Économie totale de vapeur due à l'emploi du régénérateur. — D'autre part, comme déjà, du fait seul de l'augmentation de rendement — qui est d'au moins 18 à 20 p. 100 (voir plus loin), — on économise 18 à 20 p. 100 de vapeur, on voit qu'au minimum, la machine de Charleroi donne une économie totale de vapeur d'environ 30 p. 100.

En effet, si on représente par 100 la dépense de vapeur d'une machine sans régénérateur de force, cette dépense n'est pour une machine avec régénérateur de force que de :

$$[100 - 18] \times [1,00 - 0,1357] = 82 \times 0,8643 = 70,87.$$

Ainsi donc *au total la machine de Charleroi comparée à une machine semblable, non pourvue du régénérateur Bochkoltz, économise* 30 *p.* 100 *de vapeur et par suite* 30 p. 100 *de combustible.*

Excès de poids des tiges. — Si l'on se reporte au diagramme, on voit que la partie non utilisée du travail — surface $a.i.h.g.f.c'.d'.a'$ — est de 3.393 kilogrammètres. En divisant ce travail par la longueur de la course, on trouve, pour l'excès de poids de la maîtresse-tige : $\frac{3.393}{2^m,30} = 1.475$ kilogrammes, dont il faut retrancher les 20 kilogrammes qui représentent l'effort moyen produit à la descente par la pompe à air. Or la pesée directe de toutes les parties constituantes de la tige, n'a donné qu'un excès de poids de 728 kilogrammes égal 4,1 p. 100 du poids des colonnes d'eau. Cette différence doit provenir de ce que le balancier à contrepoids, et par conséquent le poids oscillant, sont placés un peu trop bas, ou que la bielle d'attelage est un peu trop longue, ce qui fait décrire au balancier des angles inégaux de part et d'autre de l'horizontale passant par son axe.

Exagération du poids oscillant. — J'ai dit précédemment que le poids Bochkoltz était un peu trop lourd et qu'il contribuait à faire remonter les tiges de 35 millimètres environ avant l'admission de la vapeur ; voyons dans quelle proportion ce poids est exagéré.

La pression de la vapeur comprimée sous le piston, par suite de la fermeture anticipée de la soupape d'équilibre est de $1^{at},35$ (voir le diagramme), et elle produit sur le piston un effort de :

	kilogrammes.
$1^{m2}51.79 \times 1^{k}033 \times 1^{at},35$.	= 21.168
auquel s'ajoute l'effet de la pression atmosphérique sur la tige du piston.	221
Total.	21.389
dont il faut déduire la contrepression avant l'ouverture du condenseur, qui est de : $1^{m2},53, 93 \times 1^{k},033 \times 0^{at},79$ =	12.562
Il reste donc un effort effectif de.	8.827

Mais aussitôt que le condenseur est mis en communication avec le cylindre, la contrepression tombe à $0^{at},40$, et l'effort exercé par elle sur le piston à :

$$1^{m2},53.93 \times 1^{k},033 \times 0^{at},40 = 6.360^{k},$$

Ce qui laisse comme effort effectif sur la face inférieure du piston, un effort de :

$$21.389 - 6.360 = 15.029^{k}.$$

Le poids oscillant, de son côté, est de 34.400 kilogrammes en chiffre rond, son bras est égal à ceux du balancier contrepoids, il produitsur la maîtresse-tige, au commencement de la montée, une force supplémentaire :

$$F = \frac{34.400^{k} \times \sin\alpha\cos\beta}{\cos(\alpha+\beta)}.$$

α étant le demi-angle d'oscillation du balancier $= 18^{\circ}54'6''$,
β étant l'angle que fait la bielle avec la verticale $= 2^{\circ}0'4''$,
d'où $F = 11.920^{k}$.

L'effort total tendant à faire remonter la maîtresse-tige, lorsqu'elle est au plus bas de sa course est donc de :

$$8827 + 11.920^k = 20.747^k$$

avant l'ouverture du condenseur, et de :

$$15.029 + 11.920 = 26.949^k$$

après l'ouverture du condenseur.

Or l'effort moyen qui produit la levée de la maîtresse-tige est de :

$$\frac{50.260}{2^m,265} = 22.190^k.$$

Donc, dès que la communication avec le condenseur est ouverte, la maîtresse-tige doit remonter, avant même qu'on introduise la vapeur. Pour empêcher cette remonte spontanée, il faudrait réduire de 4.759 l'action du poids oscillant, ou l'action de la vapeur comprimée en faisant commencer plus tard la compression.

Rendement théorique de la machine. — Pour mettre en évidence l'influence du Bochkoltz, je vais calculer le *rendement théorique* de la machine sur laquelle nous avons opéré, dans le cas où elle ne serait pas pourvue de Bochkoltz. Pour cela je prendrai tous les chiffres calculés dans le chapitre III, qui se rapportent aux conditions moyennes de marche, conditions peu différentes de celles que nous avions au moment de l'expérience.

Travail utile. — Le travail utile des pompes :

$$T_u = (p + P_1 + P_2) \times 2^m,300,$$

c'est-à-dire

$$(16.400^k + 1.056^k,283 + 70^k,635) \times 2^m,300 = 40.312 \text{ kilogrammètres.}$$

Travail de la vapeur. — Le travail brut à développer par la vapeur T_m pendant une excursion, doit être égal au produit de l'effort total à développer pour la levée des tiges, par la hauteur de la levée ; ce serait donc pour la machine supposée sans Bochkoltz (voir précédemment) :

$$E \times 2^{m},300 = 26.792^{k} \times 2^{m},30 = 61.622 \text{ kilogrammètres.}$$

tandis que, pour la machine pourvue du Bochkoltz, on a :

$$E' \times 2^{m},300 = 20.027^{k} \times 2^{m},300 = 46.062 \text{ kilogrammètres.}$$

D'après cela le rendement théorique ou l'effet utile calculé de la machine serait, pour la machine supposée sans Bochkoltz :

$$\frac{T_u}{T_m} = \frac{40.312}{61.622} = 0,654,$$

et pour la machine pourvue de Bochkoltz :

$$\frac{T_u}{T_m} = \frac{40.312}{46.062} = 0,875.$$

Ainsi donc l'augmentation de rendement due à l'appareil Bochkoltz est de 22 *p.* 100.

V. — **Conclusion.**

La meilleure conclusion que je puisse donner à cette étude sur l'appareil Bochkoltz, c'est de comparer sous forme de tableau les conditions dans lesquelles marcherait la machine que nous venons d'étudier, si elle n'était pas pourvue de l'appareil, à celles dans lesquelles elle marche avec cet appareil.

	MACHINE Supposée sans Bochkoltz.	MACHINE avec Bochkoltz.
Données. Hauteur totale de refoulement. . . . . 232 mètres. Poids de la colonne refoulée. . . . . 16.400 kilogrammes. Rapport des surfaces supérieures et inférieures des clapets. . . . . $\frac{1.343}{1}$		
Conditions de marche théoriques.		
Poids de la maîtresse-tige à laisser non équilibré.	23.588 kilogrammes.	17.138 kilogrammes.
Poids libre minimum nécessaire se décomposant comme suit :		
Poids faisant équilibre aux colonnes d'eau refoulées.	16.400 k. = 69,54 p. 100 du total	16.400 k. = 95,70 p. 100 du total
Poids nécessaire pour vaincre les résistances passives.	738 = 3,12 —	738 k. = 4,03 —
Poids nécessaire pour déterminer l'ouverture des clapets de refoulement. .	6.450 = 27,34 —	» »
Total.	23.588 k. = 100,00 p. 100 du total	17.138 k. = 100,00 p. 100 du total
Diminution du poids libre brut de la maîtresse-tige due à l'emploi de l'appareil Bochkoltz.	. . . .	6.450 k. = 27,3 p. 100 du poids libre nécessaire sans Bochkoltz
Excès de poids du poids libre sur le poids des colonnes d'eau refoulée. . .	7.188 kilogrammes.	738 kilogrammes.
Fraction du poids de l'eau refoulée que représente cet excès de poids. . . .	43.82 p. 100 du total.	4,5 p. 100.
Rapport du poids libre au poids de l'eau refoulée.	1.438 : 1	1,015 : 1.
Rapport du poids libre nécessaire sans Bochholtz au poids libre avec Bochkoltz.	1,376 à	1
L'excès de poids du poids libre sur le poids des colonnes d'eau refoulée, pour ouvrir les clapets, représente :		
Par rapport au poids de l'eau refoulée.	39,22 p. 100.	»
Par rapport au poids libre total.	27,34 p. 100.	»
Travail théorique à développer par la vapeur pour élever la maîtresse-tige $= T_m$.	61.622 kilogrammes.	46 062 kilogrammes.
Réduction de ce travail due au Bochkoltz.	15.560 k. = 25,5 p. 100 de	l'effort sans Bochkoltz.
Rapport des travaux sans et avec Bochkoltz.	1.329 à	1.
Travail utile *moyen* des pompes, mesuré en eau élevée $= T_u$.	40.312 kilogrammètres.	40.312 kilogrammètres.
Rendement théorique calculé.	65,4 p. 100.	81,5 p. 100.
Augmentation de rendement due au Bochkolz.	. . . .	22,1 p. 100.
Résultats des expériences.		
Travail utile des pompes au moment des expériences $— T'_u$.	. . . .	40.405 kilogrammètres.
Travail moteur brut, réellement fourni par la vapeur pendant une excursion double, mesurée au diagramme $— T'_m$.	. . . .	50.260 kilogrammètres.
Rendement pratique de la machine donné par les expériences.	. . . .	80,4 p. 100.
Rendement de la machine dans le cas où la section de la soupape d'équilibre serait suffisante.	. . . .	84,6 p. 100.
Rendement pratique probable sans Bochkoltz.	< 60 p. 100.	
Augmentation de rendement due au Bochkoltz.	. . . .	20 p. 100.
Economie de vapeur et par suite de combustible résultant de l'augmentation de rendement, et de la détente mixte.	. . . .	30 p. 100.

De tout ce qui précède, il résulte que les avantages *bien constatés*, qu'on obtiendra de l'application du régénérateur de force dû à M. Bochkoltz, peuvent se résumer comme suit :

1° Une réduction importante du poids libre de la maîtresse-tige, réduction qui a pour conséquence :

Au point de vue des frais de premier établissement, une diminution notable dans les frais d'établissement de la tige et de la machine ;

Au point de vue des frais d'exploitation, une diminution proportionnelle dans la dépense de travail moteur, et par suite dans la consommation de charbon, diminution qui augmentée encore par la détente mixte, constitue une économie totale en vapeur et en combustible de 30 p. 100 environ.

2° Une augmentation sensible de la vitesse de marche, par suite du nombre plus grand de levées par minute, et par conséquent augmentation de la puissance effective de la machine.

3° Une sécurité et une régularité de marche plus grandes : l'étendue des levées étant très-exactement limitée par l'action du poids oscillant, et la maîtresse-tige ne pouvant jamais heurter contre ses arrêts. De ce fait, diminution importante des frais d'entretien.

Ce sont là assurément trois avantages dont les exploitants de mines ne sauraient méconnaître l'importance.

Paris, 20 avril 1872.

EXPLICATION DES PLANCHES.

PLANCHE V.

Fig 1, 2 et 3. Diagrammes indiquant les variations de pression de l'eau dans la chapelle des pompes de refoulement pendant une excursion double de la maîtresse-tige.

Fig. 1. Diagramme de M. Kraft. — *Fig.* 2 et 3. Diagrammes pris sur la pompe n° 5 du puits Kubeck à Kladno (Bohême).

La flèche R indique la marche du piston pendant le refoulement, et la flèche A sa marche pendant l'aspiration.

Fig. 4 et 5. Appareil Bochkoltz à air comprimé avec courbes figurant les variations de pression de l'air sur les deux faces du piston. La surface couverte de hachures horizontales représente le travail de la détente, celle couverte de hachures verticales représente le travail de la compression.

Fig. 6. Appareil Bochkoltz à poids oscillant. Tracé géométrique.

Fig. 7. Courbes représentant les variations de la vitesse moyenne par seconde de la maîtresse-tige de la machine du Nord de Charleroi pendant une course double complète.

Fig. 8. Courbe représentant à plus grande échelle les mêmes variations pendant le temps d'arrêt qui suit la descente et précède l'admission de vapeur.

PLANCHE VI.

Fig. 1, 2, 3 et 4. Disposition générale de la machine d'épuisement établie à la fosse n° 1 du Nord de Charleroi, machine pourvue de l'appareil Bochkoltz à poids oscillant.

Fig. 5, 6, 7 et 8. Diagrammes montrant le travail de la vapeur dans les machines d'épuisement ordinaires à détente et condensation.

N° 1. Machine d'Égarande à Rive-de-Gier. — N° 2. Machine de Sainte-Colette à Rive-de-Gier. — N° 3. Machine du Moulin aux mines d'Anzin. — N° 4. Machine de Villars aux mines d'Anzin.

Fig. 9. — Diagramme théorique résumant toute la série des faits révélés par les précédents.

Fig. 10. — Diagramme relevé sur la machine du Nord de Charleroi, pourvue de l'appareil Bochkoltz, avec lignes ponctuées réunissant aux points correspondants du diagramme précédent tous les points remarquables des courbes obtenues.

Extrait des *Annales des mines*, t. I, 1872.

1251 — Paris. — Imprimerie Cusset et Cᵉ, rue Racine, 26.

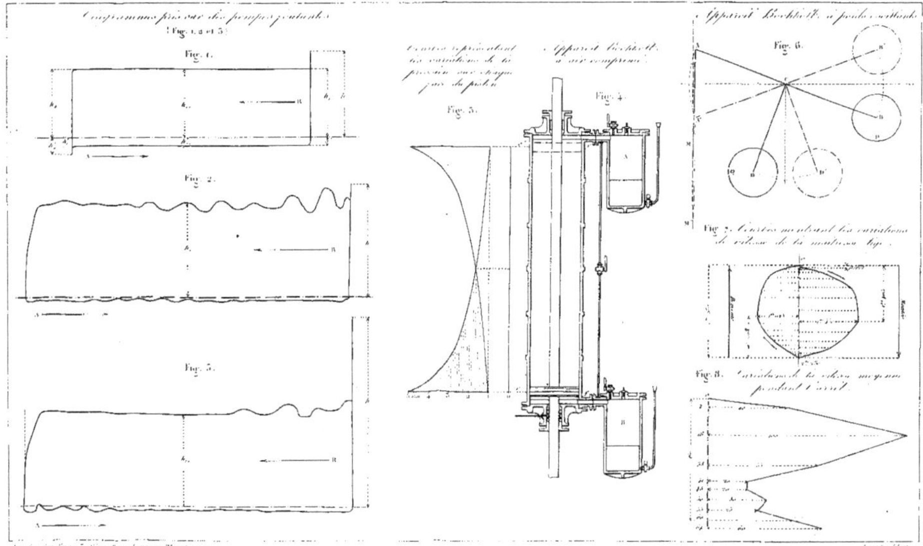
Fig. 1.
Fig. 2.
Fig. 3.
Fig. 4.
Fig. 5.
Fig. 6.
Fig. 7.
Fig. 8.

Fig. 1.

Fig. 3. Plan au niveau d'un jeu pendant.

Fig. 4.

Fig. 2. Plan au dessus du condenseur.

Fig. 7

N° 3.

N° 4.

Fig. 8.

Fig. 9.

N° 5.

Fig. 10.

N° 6.

Fig. 5.

N° 1.

N° 2.

Fig. 6.

(Fig. 5, 6, 7, 8 et 9.)

979 — Paris. — Imprimerie GUSSET et Ce, rue Racine, 26.

www.ingramcontent.com/pod-product-compliance
Lightning Source LLC
LaVergne TN
LVHW050433160826
845677LV00002BA/698

* 9 7 8 2 3 2 9 6 7 4 2 2 3 *